43 Recettes de Repas pour la Prévention des calculs rénaux:

Mangez de manière intelligente et épargnez-vous la douleur des calculs rénaux pour toujours

Par

Joe Correa CSN

DROITS D'AUTEUR

Cette publication est conçue pour fournir des informations exactes et faisant autorité en ce qui concerne le sujet traité. Il est vendu dans la mesure où ni l'auteur ni l'éditeur ne sont engagés à donner des conseils médicaux. Si un conseil ou une assistance médicale est nécessaire, consultez un médecin. Ce livre est considéré comme un guide et ne doit pas être utilisé en aucune façon préjudiciable à votre santé. Consultez un médecin avant de commencer ce plan nutritionnel pour vous assurer qu'il est bon pour vous.

REMERCIEMENTS

Ce livre est dédié à mes amis et à ma famille, qui ont eu des maladies bénignes ou graves, afin que vous puissiez trouver une solution et faire des changements nécessaires dans votre vie.

43 Recettes de Repas pour la Prévention des calculs rénaux:

Mangez de manière intelligente et épargnez-vous la douleur des calculs rénaux pour toujours

Par

Joe Correa CSN

CONTENU

À PROPOS DE L'AUTEUR

Après plusieurs années de recherches, je crois sincèrement au pouvoir et aux bénéfices de la nutrition sur le corps et l'esprit. Mes connaissances et mon expérience m'ont permis de vivre plus sainement au fil des ans, des connaissances que j'ai fait partager avec ma famille et mes amis. Plus vous en connaitrez sur le sujet, et plus vous voudrez changer votre vie et avoir une vie plus saine avec des nouvelles habitudes de vie.

La nutrition est une clé majeure dans notre santé et la longévité alors commencez aujourd'hui. Le premier pas sera le plus important et le plus significatif.

INTRODUCTION

43 Recettes de Repas pour la Prévention des calculs rénaux : Mangez de manière intelligente et épargnez-vous la douleur des calculs rénaux pour toujours

Par Joe Correa CSN

Ces recettes sont non seulement délicieuses, mais également riches en éléments nutritifs essentiels pour le corps pour prévenir la formation de calculs rénaux, voire même les détruire.

La plupart des calculs rénaux se créent lorsque l'urine se concentre avec des substances formant des cristaux comme le calcium, l'oxalate, le sodium, le phosphore et l'acide urique. Pour contrer ces problèmes de calculs rénaux, plusieurs facteurs présents dans l'urine agissent afin d'inhiber la formation des calculs rénaux. Les facteurs comprennent: la quantité d'urine excrétée, les quantités de citrate, de magnésium, de pyrophosphate, de phytate et d'autres protéines et molécules qui sont dérivées du métabolisme normal. Ces inhibiteurs aident à éliminer les cristaux avant qu'ils ne s'attachent aux parois des reins et se développer en calculs rénaux plus grands.

Les calculs rénaux peuvent être évités en buvant beaucoup de liquide comme par exemple les boissons à base d'agrumes. Celles-ci augmentent les niveaux de citrate dans le corps. Le citrate bloque la formation de calculs rénaux. Consommer peu de calcium peut provoquer des niveaux d'oxalate élevés et causer des calculs rénaux. Un régime riche en calcium est bon pour les reins, et la vitamine D aide le corps à absorber le calcium correctement. Un régime riche en protéines augmente le niveau d'acide urique, ce qui peut favoriser la formation de calculs rénaux. Les aliments riches en sel doivent être oubliés. Les aliments riches en oxalates et phosphates comme le chocolat, le café et le thé devraient être évités également.

43 RECETTES DE REPAS POUR LA PREVENTION DES CALCULS RENAUX : MANGEZ DE MANIERE INTELLIGENTE ET EPARGNEZ-VOUS LA DOULEUR DES CALCULS RENAUX POUR TOUJOURS

1.   Yaourt glacé

Le yaourt est riche en calcium et en protéines. Il contient également des probiotiques qui peuvent aider à maintenir l'équilibre des bactéries nécessaires pour avoir un système digestif sain et pour augmenter le système immunitaire.

Ingrédients :

- 1 demi-tasse de yaourt
- ¾ tasse de fraises congelées
- ¾ tasse d'ananas congelé

Préparation :

Mettre tous les ingrédients dans un mixeur. Verser dans des verres et déguster !

Apport nutritionnel par portion :

Portions: 1 • Poids par portion: 360 g

Calories 186

Total de matières grasses 1,6 g, cholestérol 7 mg

Sodium 87mg, potassium 422mg

Total de glucides 34,6 g, sucres 27,5 g

Protéines 7,7 g

Vitamine A 3% • Vitamine C 168% • Calcium 25% • Fer 6%

2.   Brocoli frit

Une demi-tasse de brocoli contient un peu plus de 20 mg de calcium. Le brocoli est également riche en vitamine C ce qui peut aider à promouvoir la désintoxication du foie. Il contient aussi du potassium, du fer, du magnésium, du zinc, des protéines, des glucides et d'autres vitamines.

Ingrédients :

- 1 tasse de brocoli
- 1 demi-tasse de chou-fleur
- 1 demi-tasse de poivron rouge
- 100g de blanc de poulet cuit râpé
- 1 càs d'oignon découpé
- 1 càs d'ail écrasé

Préparation :

Faire revenir à feux moyen de l'ail et l'oignon. Ajouter le poulet râpé, remuer pendant une minute. Ajouter tous les légumes et laisser cuire. Lorsque les légumes sont cuits, retirer du feu et servir dans une assiette.

<u>Apport nutritionnel par portion :</u>

Portions: 1 • Portion: 305 g

Calories 217

Total des graisses 4.0g, cholestérol 73mg

Sodium 106mg, potassium 1006mg

Glucides totaux 15,2 g, sucres 5,2 g

Protéines 30,8 g

Vitamine A 40% • Vitamine C 277% • Calcium 8% • Fer 13%

3.   Bok Choy frit et crevettes

Le chou Bok choy contient des antioxydants puissants comme les vitamines C et A, et des phytonutriments tels que le sulforaphane, qui améliore considérablement la fonction rénale. Ses phytonutriments stimulent les enzymes détoxifiantes qui aident à prévenir les cancers de la prostate, du sein et du côlon. Il est également riche en fibres alimentaires, vitamines B, B1, B5, B6 et en folate.

Ingrédients :

- 1 tasse de Bok choy découpé
- 1 càs d'oignon haché
- 1 càs d'ail écrasé
- 1 càs d'huile d'olive
- ¼ tasse de crevettes décortiquées

Préparation :

Faire revenir l'ail et l'oignon à feux moyen. Ajouter les crevettes. Ajouter ensuite le chou bok choy. Laisser cuire jusqu'à ce que bok choy devienne vert foncé. Servir et déguster.

Apport nutritionnel par portion :

Portions: 1 • Poids par portion: 103 g

Calories 146

Graisse totale 14.2g, Cholestérol 0mg

Sodium 47mg, potassium 225mg

Glucides totaux 5,2 g, sucres 1,3 g

Protéines 1,7 g

Vitamine A 63% • Vitamine C 58% • Calcium 9% • Fer 4%

4. Fajita au poulet, poivron rouge et jaune

Le poivron contient de grandes quantités de vitamines A et C et est très faible en potassium. Ce légume est bénéfique pour les reins. Il augmente l'appétit des patients en raison de sa capacité à stimuler la sécrétion de salive et de suc gastrique.

Ingrédients :

- 200g de lamelles de poulet
- 1 càs d'oignon découpé
- ¼ tasse de poivron jaune découpé
- ¼ tasse de poivron rouge découpé
- 2 càs d'huile d'olive
- 1 pain fajita
- 1 càs de crème aigre
- ½ càc de paprika

Préparation :

Dans une poêle chauffée à feu moyen, faire revenir l'oignon dans l'huile d'olive. Ajouter le poulet et les faire revenir pendant 2-3 minutes. Ajouter les poivrons et laisser cuire pendant un moment. Remuer jusqu'à ce que les poivrons deviennent légèrement ramollis. Assaisonner avec du paprika, remuer et retirer du feu.

Dans un petit bol, verser le mélange de poulet et incorporer la crème aigre. Garnir le fajita et Déguster!

Apport nutritionnel par portion :

Portions: 1 • Poids par portion: 278 g

Calories 446

Graisse totale 18.3g, Cholestérol 187mg

Sodium 266mg, potassium 637mg

Glucides totaux 4,2 g, sucres 2,4 g

Protéines 65,3 g

Vitamine A 33% • Vitamine C 99% • Calcium 5% • Fer 16%

5. Smoothie à la mangue, et au concombre et au cantaloup

Le cantaloup est riche en antioxydants, vitamines A et C, qui stimulent les globules blancs, afin de contrer l'affaiblissement du système immunitaire causé par une maladie rénale. Il améliore également l'anémie, contrôle le diabète et atténue l'arthrite.

Ingrédients :

- 1 tasse de cantaloup découpé
- 1 demi-tasse de concombre découpé
- ¾ tasse de mangue découpée
- 1 tasse de yaourt faible en matières grasses

Préparation :

Mettre tous les ingrédients dans un mixeur. Bien mixer et servir.

Apport nutritionnel par portion :

Portions: 2 • Poids par portion: 277 g

Calories 118

Graisse totale 1.7g, Cholestérol m7g

Sodium 99mg, potassium 533mg

Glucides totaux 15,9 g, sucres 15,2 g

Protéines 7.8g

Vitamine A 55% • Vitamine C 51% • Calcium 24% • Fer 2%

6.   Soupe au poulet et à la papaye

La papaye est riche en antioxydants, phytochimiques, vitamines A, C, B et en folates. Elle est faible en sodium, riche en potassium et riche en enzymes digestives.

Ingrédients :

- 2 tasses de papaye verte, découpées finement
- 200g de poulet râpé
- 4 tasses de bouillon de poulet
- 1 càs d'oignon
- 1 càc de gingembre

Préparation :

Dans une casserole chauffée à feu moyen, faire revenir l'oignon. Incorporer le gingembre et le poulet. Laisser cuire puis ajouter le bouillon de poulet et la papaye verte. Laisser mijoter pendant 5 minutes ou jusqu'à ce que la papaye verte devienne molle.

Apport nutritionnel par portion :

Portions: 6 • Poids par portion: 242g

Calories 110

Graisse totale 3.5 g, Cholestérol 30mg

Sodium 542mg, potassium 309mg

Glucides totaux 6,0 g, sucres 4,3 g

Protéines 13,1 g

Vitamine A 10% • Vitamine C 49% • Calcium 2% • Fer 5%

7.   Biscuit à la banane

Une recette riche en calcium, faible en potassium et faible en magnésium peut entraîner le calcium à contribuer à la formation de calculs rénaux. Les bananes contiennent très peu de calcium et des niveaux élevés de magnésium et de potassium.

Ingrédients :

- 2 bananes découpées
- 1 blanc d'œuf
- 1/3 tasse de chapelure
- ¾ tasse de miel
- De l'huile d'olive

Préparation :

Préchauffer le four à 160°C.

Dans un bol, mélanger la chapelure, le miel et le blanc d'œuf. Mélanger. Tremper les morceaux de banane dans le mélange. Graisser le moule et mettre au four les bananes pendant 10 minutes.

Apport nutritionnel par portion :

Portions: 3 • Poids par portion: 102 g

Calories 123

Graisse totale 0.9g, Cholestérol 0mg

Sodium 100mg, potassium 323mg

Glucides totaux 26,7 g, sucres 10,4 g

Protéines 3.7g

Vitamine A 1% • Vitamine C 11% • Calcium 3% • Fer 4%

8. Légumes du jardin et vinaigrette au cidre

Le vinaigre de cidre est un moyen connu et efficace pour éliminer les calculs rénaux en raison de son haut niveau d'acidité qui permet de décomposer les tissus durs qui forment les calculs rénaux.

Ingrédients :

- ¼ tasse de vinaigre de cidre
- ¼ tasse de miel
- 1 tasse d'huile d'olive
- 4 tasses de laitue romaine
- 1 demi-tasse de feta

Préparation :

Dans un saladier, mélanger le vinaigre de cidre, le miel et l'huile d'olive. Mélanger le tout et ajouter les ingrédients restants.

<u>Apport nutritionnel par portion :</u>

Portions: 4 • Poids par portion: 143 g

Calories 492

Total des graisses 54.5g, Cholestérol 17mg

Sodium 213mg, potassium 100mg

Glucides totaux 2,6 g, sucres 1,4 g

Protéines 2,9 g

Vitamine A 2% • Vitamine C 4% • Calcium 9% • Fer 9%

9. Sorbet au citron, au concombre et au basilic

Le jus citron augmente l'acidité, le citrate et les niveaux de potassium tout en augmentant la production urinaire sans augmenter la teneur en calcium, empêchant ainsi la formation de cristaux de calcium qui peuvent se développer en pierre de rein.

Ingrédients :

- 4 feuilles de basilic fraîches
- ¼ tasse de jus de citron
- 1 concombre découpé
- 1 demi-tasse de miel
- 1 tasse d'eau

Préparation :

Mélanger le concombre dans un mixeur. Ajouter le basilic et le jus de citron. Ajouter la demi-tasse restante d'eau. Ajouter ensuite le miel et l'eau. Laisser le mélange au congélateur pendant 20 minutes ou jusqu'à ce qu'il soit semi-congelé. Après 25 minutes, mélanger à nouveau jusqu'à ce que la glace contienne de petits cristaux. Laisser refroidir.

Apport nutritionnel par portion :

Portions: 2 • Poids par portion: 269g.

Calories 23

Total de matières grasses 0,2 g, Cholestérol 0 mg

Sodium 7mg, potassium 222mg

Glucides totaux 5,5 g, sucres 2,5 g

Protéines 1.0g

Vitamine A 3% • Vitamine C 7% • Calcium 3% • Fer 2%

10.   Sandwich au pissenlit et au fromage grillé

Les pissenlits contiennent de fortes doses de fer, de zinc, de magnésium, de phosphate et de vitamines A, C, D et B-Complexes. La racine du pissenlit est très bénéfique pour le foie et la vésicule biliaire. Ses feuilles, d'autre part ont un léger effet diurétique qui aide à éliminer les déchets.

Ingrédients :

- 1 demi-tasse de mozzarella

- 1 càc d'huile d'olive

- De l'oignon

- 2 tranches de pain complet

- ¼ tasse de feuilles de pissenlit découpées

Préparation :

Dans une poêle, à feu moyen, chauffer l'huile d'olive et placer les tranches de pain sur celle-ci avec du fromage sur les tranches. Ajouter les oignons et les feuilles de pissenlit. Mettre à feu doux et couvrir le sandwich avec la tranche supérieure jusqu'à ce que le fromage fonde. Lorsque le pain est assez brun, retourner le sandwich. Servir et déguster!

Apport nutritionnel par portion :

Portions: 2 • Poids par portion: 109 g

Calories 120

Total de matières grasses 3,2 g, Cholestérol 6 mg

Sodium 184mg, potassium 150mg

Glucides totaux 16,9 g, sucres 3,9 g

Protéines 6,2 g

Vitamine A 1% • Vitamine C 6% • Calcium 5% • Fer 4%

11.   Soupe de poulet, de prêle et d'oignon

La prêle est très riche en silicone et contient de nombreuses vitamines et minéraux comme le potassium, le manganèse, le magnésium et de nombreux oligo-éléments. Elle est utilisée comme diurétique et comme astringent. Elle est également prescrite dans le traitement des troubles rénaux et vésicaux.

Ingrédients :

- ¾ tasse de prêle découpée
- 3 tasses de bouillon de légumes
- 200g de poulet râpé
- 1 càs d'oignon
- 1/8 càc de poivre
- 1 càs d'huile d'olive

Préparation :

Faire revenir l'oignon dans l'huile d'olive à feu moyen. Ajouter le poulet et laisser cuire pendant une ou deux minutes. Verser le bouillon de légumes et ajouter la prêle. Réduire à feu doux et laisser mijoter pendant 4 à 5 minutes.

Apport nutritionnel par portion :

Portions: 4 • Poids par portion: 236 g

Calories 135

Graisse totale 6,0 g, Cholestérol 39mg

Sodium 604mg, potassium 253mg

Glucides totaux 1,0 g, sucres 0,6 g

Protéines 18,2 g

Vitamine A 0% • Vitamine C 0% • Calcium 1% • Fer 5%

12.   Pain pita au poulet tomate basilic et au fromage

Le basilic a des fonctions « détox » qui aide à éliminer les calculs rénaux. Il réduit les taux d'acide urique dans le sang et nettoie les reins. Il contient de l'acide acétique et d'autres huiles essentielles. Sa propriété anti-inflammatoire aide également à réduire la douleur causée par les calculs rénaux.

Ingrédients :

- 2 pains pita
- 1 grande tomate coupée finement
- 100g de reste de poulet, râpé
- 1 càs de basilic fraîche
- 80g de fera
- 1 càs d'huile d'olive

Préparation :

Mélanger tous les ingrédients et garnir le pain. Chauffer le pain et enfin déguster !

Apport nutritionnel par portion :

Portions: 2 • Poids par portion: 190 g

Calories 258

Total des graisses 17.2g, Cholestérol 74mg

Sodium 482mg, potassium 338mg

Total glucides 5,2 g, sucres 4,0 g

Protéines 21,0 g

Vitamine A 20% • vitamine C 21% • calcium 22% • fer 6%

13. Sandwich au poulet, à l'œuf et aux œufs

Le céleri aide à éliminer les toxines qui forment les calculs rénaux. Il agit également comme diurétique, ce qui aide avec la circulation du calcul rénal.

Ingrédients :

- 1 demi-tasse de céleri découpé
- 1 demi-tasse de reste de poulet râpé
- 1 feuille de laitue romaine découpée
- ½ càs d'oignon haché
- 1 œuf dur
- 2 tranches de pain
- 2 càs de mayonnaise
- Une pincée de poivre

Préparation :

Faire bouillir l'œuf pendant 8 min. Peler l'œuf et l'écraser quand il refroidit.

Dans un petit bol, mélanger le céleri, les restes de poulet, l'oignon, l'œuf et la mayonnaise. Mettre la laitue romaine sur une tranche de pain. Ajouter le poulet avec le mélange d'œuf sur la laitue et couvrir avec une autre tranche de pain.

Apport nutritionnel par portion :

Portions: 2 • Poids par portion: 95 g

Calories 163

Graisse totale 8.1g, cholestérol 86mg

Sodium 288mg, potassium 174mg

Glucides totaux 16,3 g, sucres 3,1 g

Protéines 6,7 g

Vitamine A 5% • Vitamine C 2% • Calcium 5% • Fer 7%

14. Riz brun et feuille d'ortie

La feuille d'ortie est un diurétique naturel qui aide à maintenir la circulation de l'eau dans les reins et la vessie. Elle aide l'eau à mieux éliminer les calculs rénaux.

Ingrédients :

- 1 tasse de feuille d'ortie

- 1 demi-tasse de viande hachée de bœuf

- 1 tasse de riz brun, trempé dans de l'eau pendant une nuit

- 2 càs d'ail

- 2 oignons printaniers, hachés finement

- 1 càs d'ail en poudre

- 1 càs d'huile d'olive

Préparation :

Faire bouillir les feuilles d'ortie et les égoutter.
Dans une casserole chauffée à feu moyen, faire revenir l'oignon et l'ail dans l'huile d'olive. Ajouter la viande hachée et laisser cuire pendant quelques minutes. Ajouter ensuite le riz brun égoutté, les feuilles d'ortie et la poudre d'ail. Versez 3 tasses d'eau. Baisser à feu doux, couvrir et laisser mijoter pendant 25 minutes. Servir chaud.

Apport nutritionnel par portion :

Portions: 2 • Poids par portion: 123 g

Calories 375

Graisse totale 2.6g, Cholestérol 0mg

Sodium 9mg, potassium 376mg

Glucides totaux 79,3 g, sucres 1,4 g

Protéines 8,6 g

Vitamine A 3% • Vitamine C 10% • Calcium 6% • Fer 12%

15.   Salade de grenades

Les grenades sont riches en agents phyto-chimiques qui protègent contre les maladies cardiaques, et qui ont des propriétés anti-inflammatoires et anti-cancer. Les graines de la grenade, tout comme son jus, aident à prévenir les calculs rénaux. Elles rincent les toxines du corps et réduisent le niveau d'acidité dans l'urine.

Ingrédients :

- 2 tasses de laitue romaine
- 4 càs de jus de grenade
- 4 càs d'huile d'olive extra-vierge
- 2 càs de vinaigre de vin
- Les graines de la moitié d'une grenade
- 1 càs de miel

Préparation :

Dans un saladier, mélanger tous les ingrédients, sauf la salade. Ajouter la laitue. Servir dans une assiette.

Apport nutritionnel par portion :

Portions: 2 • Poids par portion: 224 g

Calories 303

Total des Gras 28.1g, Cholestérol 0mg

Sodium 205mg, potassium 158mg

Glucides totaux 33,9 g, sucres 14,2 g

Protéines 0,3 g

Vitamine A0% • Vitamine C 8% • Calcium 0% • Fer 9%

16.   Salade de crevette et sa vinaigrette

Les salades vertes contiennent un grand apport en magnésium. Le magnésium aide à empêcher le calcium de se combiner avec l'oxalate. Cela inhibe la formation de cristaux, réduisant ainsi le risque de formation de calculs rénaux.

Ingrédients :

- 3 tasses de salade mixte
- 1 demi-tasse de crevettes décortiquées
- Pour la vinaigrette :
- 10 feuilles de basilic, hachées finement
- 4 càs d'huile d'olive
- 2 càs d'eau chaude
- 1 ½ càs de vinaigre de cidre
- 1 pincée de poivre

Préparation :

Décortiquer les crevettes. Assaisonner avec du poivre puis cuire les crevettes à la vapeur. Dans un saladier, mélanger avec la salade et laisser de côté.

Dans un petit bol, mélanger tous les ingrédients de la

vinaigrette. Verser celle-ci dans le saladier. Verser dans une assiette et servir.

Apport nutritionnel par portion :

Portions: 3 • Poids par portion: 214 g

Calories 279

Graisse totale 19.0g, Cholestérol 0mg

Sodium 64mg, potassium 313mg

Glucides totaux 23,9 g, sucres 5,7 g

Protéines 5.3g

Vitamine A 157% • Vitamine C 10% • Calcium 5% • Fer 9%

17. Salade d'abricots et croûtons

Les abricots contiennent du potassium, ce qui aide à réduire les chances d'obtenir des calculs rénaux.

Ingrédients :

- 2 abricots dénoyautés
- 1 tête de laitue romaine
- 2 càs de vinaigre de vin blanc
- 1 demi-tasse de miel
- 1 càs de basilic fraîche
- ¼ tasse d'huile végétale
- 1 demi-tasse de croûtons

Préparation :

Dans un petit bol, mélanger le vinaigre de vin blanc, le miel et l'huile végétale. Ajouter au saladier contenant la laitue. Ajouter les abricots, le basilic et une poignée de croûtons. Servir et déguster!

Apport nutritionnel par portion :

Portions: 2 • Poids par portion: 221 g

Calories 73

Total de Graisse 1.0g, Cholestérol 0mg

Sodium 62mg, potassium 343mg

Glucides totaux 14,4 g, sucres 4,8 g

Protéines 2.1g

Vitamine A 15% • Vitamine C 2% • Calcium 2% • Fer 27%

18. Cake à l'orange

L'orange augmente la quantité de citrate dans l'urine, ce qui aide à diminuer le niveau de calcium dans l'urine et réduit la quantité de formation de cristaux, ou encore de calculs rénaux.

Ingrédients :

- 4 œufs
- 1 demi-tasse de miel
- ¾ tasse de farine
- 2 càs de jus d'orange
- ½ càc d'extrait d'orange

Préparation :

Préchauffer le four à 160°C.

Dans un bol, battre les œufs et ajouter le miel. Tamiser la farine dans le mélange d'œufs et de miel et mélanger jusqu'à obtenir une pâte lisse. Ajouter le jus d'orange et l'extrait d'orange. Verser la pâte dans un moule à pain graissé et laisser cuire pendant une heure. Retourner le moule afin que le gâteau tombe. Refroidir et servir.

19. Salade de raisin sucrée

Le raisin est riche en antioxydants, ce qui protègent le corps contre le stress oxydatif et neutralise les radicaux libres oxydants dans le corps. Il permet de nettoyer efficacement le foie et les reins en rinçant l'acide urique dans l'urine.

Ingrédients :

- 1 tasse de raison rouge sans pépin
- 1 tasse de raisin vert sans pépin
- 1 tasse de crème aigre
- 1 tasse de fromage à la crème
- 1 demi-tasse de lait concentré
- 1 demi-tasse de miel
- 1 càc d'extrait de vanille

Préparation :

Dans un saladier, mélanger tous les ingrédients. Laisser refroidir et servir !

Apport nutritionnel par portion :

Portions: 4 • Poids par portion: 201 g

Calories 482

Graisse totale 35.8g, Cholestérol 102mg

Sodium 252mg, potassium 383mg

Total de glucides 32,8 g, sucres 28,6 g

Protéines 9,5 g

Vitamine A 26% • Vitamine C 6% • Calcium 23% • Fer 5%

20.   Soupe à la pastèque

La pastèque est un diurétique qui est composé de 95% d'eau. Elle aide à éliminer les rares calculs rénaux. C'est également une source riche en potassium, un minéral qui dissout les calculs rénaux. Les pastèques sont également riches en lycopène et en oxyde nitrique qui sont des éléments importants dans le maintien de la santé rénale. Ses graines noires nettoient les reins.

Ingrédients :

- 6 tasses de pastèques, découpées en cubes
- 85g de jus de citron vert
- 3 càs de miel
- 1 càs de menthe fraîche
- 85g de vin blanc
- 2 càs de gingembre
- 1 càc de coriandre

Préparation :

Mixer tous les ingrédients. Laisser au frais pendant 4 heures. Servir dans des bols.

Apport nutritionnel par portion :

Portions: 4 • Poids par portion: 290g

Calories 149

Total des Graisses 0.5g, Cholestérol 0mg

Sodium 6mg, potassium 351mg

Glucides totaux 34,5 g, sucres 27,6 g

Protéines 1,8 g

Vitamine A 28% • Vitamine C 42% • Calcium 3% • Fer 7%

21.   Gâteau aux pommes

La pomme contient du citrate, un composé qui inhibe le développement de pierres carbonatées et d'oxalate de calcium. La pomme est source de fibres et de vitamine C, ce qui est essentiel dans la lutte contre les infections.

Ingrédients :

- 1 ½ tasse de farine
- 1 demi-tasse de miel
- ½ càc de levure chimique
- ¼ càc de cannelle
- 3 œufs battus
- 1 demi-tasse d'huile végétale
- 1 càc d'extrait de vanille
- 2 tasses de pommes découpées
- ¼ tasse de jus de pomme

Préparation :

Préchauffer le four à 170°C.

Pour faire la pâte, mélanger dans un saladier la farine, le miel, les œufs, le jus de pomme, l'huile et la cannelle. Ajouter les pommes et bien mélanger. Verser dans un moule graissé et laisser cuire au four pendant 45 minutes. Laisser refroidir pendant 25 minutes.

Apport nutritionnel par portion :

Portions: 5 • Poids par portion: 143 g

Calories 398

Graisse totale 24.9g, Cholestérol 98mg

Sodium 164 mg, potassium m139g

Glucides totaux 36,5 g, sucres 6,3 g

Protéines 7,3 g

Vitamine A 3% • Vitamine C 14% • Calcium 2% • Fer 14%

22.   Smoothie au citron vert et au melon

Le citron vert est riche en vitamine C, celui-ci combat l'infection et stimule le système immunitaire. Il est riche en antioxydants et possède des propriétés antibiotiques et anti-cancéreuses. Il contient également des flavonoïdes qui stoppent efficacement la division des cellules cancéreuses.

Ingrédients :

- 5 glaçons
- 1 demi -citron vert
- 2 càs de miel
- 2 tasses de melon découpées en cubes
- 1 feuille de menthe

Préparation :

Mettre tous les ingrédients dans un mixeur et mixer. Servir dans des verres et garnir avec une feuille de menthe.

<u>Apport nutritionnel par portion :</u>

Portions: 1 • Poids par portion: 354 g

Calories 234

Graisse totale 0.6g, Cholestérol 0mg

Sodium 52mg, potassium 855mg

Glucides totaux 60,1 g, sucres 59,0 g

Protéines 2,8 g

Vitamine A 211% • Vitamine C 191% •Calcium 3% •Fer 5%

23. Salade verte et vinaigrette au raisin et à l'avocat

Les avocats sont riches en potassium. Celui-ci qui aide à diminuer l'excrétion urinaire de calcium et réduit le risque de formation de calculs rénaux.

Ingrédients :

- 4 tasses de salade verte
- 1 tasse de raisin
- 1 avocat, épluché et découpé en morceaux
- 1 demi-tasse d'huile d'olive

Préparation :

Dans un mixeur, mixer le raisin, l'avocat et l'huile d'olive. Laisser de côté.

Dans un saladier, mettre la salade verte et verser la vinaigrette.

Apport nutritionnel par portion :

Portions: 5 • Poids par portion: 253 g

Calories 364

Graisse totale 28.3g, Cholestérol 0mg

Sodium 53mg, potassium 505mg

Glucides totaux 26,2 g, sucres 8,0 g

Protéines 5.2g

Vitamine A 134% • Vitamine C 41% • Calcium 5% • Fer 8%

24.   Omelette au chou

Le chou contient une grande quantité de vitamine C, ce qui améliore la résistance du corps face aux infections et aux inflammations. Il aide à prévenir la constipation qui est une complication commune chez les patients souffrant de maladie rénale. Il est pauvre en sodium, ce qui empêche la rétention d'eau et facilite le passage des calculs rénaux par l'excrétion d'urine.

Ingrédients :

- ¼ tasse de chou
- ¼ tasse de cheddar râpé
- 1 càs de lait
- 1 càs d'oignon
- 2 œufs
- 1 càs d'huile d'olive

Préparation :

Fouetter les œufs puis verser lentement le lait. Ajouter les ingrédients restants.

Dans une poêle antiadhésive à sur feu moyen, préchauffer l'huile et verser lentement le mélange d'œufs, répartir uniformément. Laisser cuire pendant 1 à 2 minutes. Plier délicatement l'omelette en deux. Servir sur une assiette.

Apport nutritionnel par portion :

Portions: 1 • Poids par portion: 174 g

Calories 376

Total des graisses 32.5g, cholestérol 358mg

Sodium 309mg, potassium 199mg

Glucides totaux 3,7 g, sucres 2,5 g

Protéines 18,9 g

Vitamine A 15% • Vitamine C 12% • Calcium 28% • Fer 11%

25. Chou-fleur frit

Le chou-fleur est une source de vitamines C et K qui aident à promouvoir des os solides et à garder la structure squelettique en bonne santé. Il possède des propriétés anti-inflammatoires, antioxydants et anticoagulantes. Il aide également à l'absorption des nutriments appropriés et à l'élimination des déchets des toxines du corps.

Ingrédients :

- 2 tasses de chou-fleur
- 150g de poulet haché
- 1 càs d'oignon
- 1 càs de carotte
- ½ càc de cardamome
- 1/8 càc de poivre
- 1 càs d'huile d'olive

Préparation :

Préchauffer de l'huile d'olive à feu moyen et faire revenir l'oignon. Ajouter le poulet haché, mélanger et laisser cuire. Ajouter la carotte, puis le chou-fleur et la cardamome. Remuer doucement le chou-fleur à très basse température.

Apport nutritionnel par portion :

Portions: 1 • Poids par portion: 368 g

Calories 275

Graisse totale 5.6g, Cholestérol 110mg

Sodium 151mg, potassium 1289mg

Glucides totaux 13,1 g, sucres 5,6 g

Protéines 50,5 g

Vitamine A 24% • Vitamine C 157% • Calcium 6% • Fer 16%

26. Soupe aux oignons accompagnée d'une branche de persil

L'oignon est un remède fait maison puissant et efficace contre calculs rénaux. Il a des propriétés antiseptiques, diurétiques et anti-inflammatoires. Il purifie le corps et aide à nettoyer des infections urinaires.

Ingrédients :

- 1 oignon
- 1 tasse de poulet en petits morceaux
- 1 càs de persil
- 1 tasse d'oignon vert, découpé
- 1/8 càc de poivre
- 1 œuf

Préparation :

Faire bouillir l'oignon dans un litre d'eau. Ajouter le poulet et laisser mijoter pendant 5 à 7 minutes jusqu'à ce que le poulet soit complètement cuit. Ajouter l'oignon vert, le persil, le poivre et l'œuf. Remuer légèrement et retirer du feu.

Apport nutritionnel par portion :

Portions: 1 • Poids par portion: 398 g

Calories 352

Total de matières grasses 9.0g, cholestérol 271mg

Sodium 172mg, potassium 782mg

Glucides totaux 18,4 g, sucres 7,4 g

Protéines 49,3 g

Vitamine A 31% • Vitamine C 53% • Calcium 15% • Fer 23%

27.   Quesadilla au poulet et aïoli d'ail

L'ail est antibiotique naturel utilisé pour traiter une grande variété d'infections. Il aide à éliminer les toxines et le corps, améliore la circulation sanguine et nettoie le sang, ce qui est important pour les patients souffrant de maladie rénale.

Ingrédients :

- 3 gousses d'ail de taille moyenne
- 1 càs d'huile d'olive extra-vierge
- 1/8 càc de basilic
- 1 tasse de mayonnaise
- ¼ tasse de jus de citron
- 2 càs de mozzarella râpée
- ½ càs de moutarde
- 1/8 càc de piment de Cayenne
- 1/8 càc de persil
- 1 càs d'huile d'olive
- 2 galettes de tortilla au blé

Préparation :

Préchauffer le four à 200°C.

Pour rôtir l'ail, il faut les envelopper dans une feuille d'aluminium arrosée d'huile d'olive et saupoudrer de basilic et de poivre, puis laisser cuire au four pendant 35 à 45 minutes. Retirer du papier d'aluminium et laisser refroidir. Presser la pulpe pour enlever la peau.

Dans un mixeur, mélanger l'ail rôti, le jus de citron, la mayonnaise, la moutarde, le poivre et le piment de Cayenne. Mettre au frais. Garnir de persil.

Garnir une tortilla de fromage mozzarella suivi de l'aïoli d'ail. Couvrir avec l'autre tortilla. Chauffer aux micro-ondes pendant une minute. Servir chaud!

Apport nutritionnel par portion :

Portions: 3 • Poids par portion: 172 g

Calories 413

Total des Gras 34.9g, Cholestérol 30mg

Sodium 674mg, potassium 47mg

Glucides totaux 20,5 g, sucres 5,6 g

Protéines 6,7 g

Vitamine A4% • Vitamine C 16% • Calcium 4% • Fer 2%

28. Salade de poulet et cerises

Les cerises sont riches en potassium, en antioxydants et en anthocyanes, des produits chimiques qui empêchent l'acide urique de devenir des cristaux. Le potassium dans la cerise rend l'urine plus alcaline.

Ingrédients :

- 1 laitue romaine de taille moyenne
- 1 tasse de restes de poulet découpé
- ¾ tasse de cerises
- 1 demi-tasse de moutarde
- 1 tasse de mayonnaise
- 1 càs de miel

Préparation :

Pour la vinaigrette, mélanger dans un bol la moutarde, la mayonnaise et le miel.

Dans un saladier, mettre le poulet, la salade et les cerises. Arroser de vinaigrette et servir.

Apport nutritionnel par portion :

Portions: 3 • Poids par portion: 266 g

Calories 536

Graisse totale 35.4g, Cholestérol 56mg

Sodium 594mg, potassium 430mg

Glucides totaux 37,0 g, sucres 13,6 g

Protéines 21,3 g

Vitamine A 4% • Vitamine C 16% • Calcium 16% • Fer 34%

29. Gâteau à l'orange et à la canneberge

La canneberge est connue pour prévenir l'infection des voies urinaires et donc pour prévenir l'apparition des calculs de struvite. Ce type de calcul est fait d'ammonium, de phosphate et de magnésium, et ne se crée qu'en présence d'une infection des voies urinaires. Le jus de canneberge contient des polyphénols, contenants des propriétés antibactériennes et antivirales. Elle a également une propriété anti-oxydante qui protège contre le vieillissement. Comme elle contient des niveaux d'acidité élevés, elle empêche les bactéries de se fixer aux parois rénales. D'autre part, elle est riche en vitamine C, ce qui permet de renforcer le système immunitaire.

Ingrédients :

- 1 tasse de canneberges
- 1 càs de zeste d'orange râpé
- ¼ tasse de jus d'orange
- 2 tasses de farine
- 1 ½ tasse d'huile d'olive
- 1 demi-tasse de miel
- 4 œufs
- 2 càs d'eau

- 1 càc d'extrait de vanille

- 1 càc de cannelle

Préparation :

Préchauffer le four à 170°C.

Dans un bol, mélanger les canneberges, le jus d'orange, le zeste d'orange, la cannelle, l'extrait de vanille, le miel et l'huile d'olive. Battre jusqu'à obtenir un mélange homogène. Ajouter la farine et un œuf et mélanger à nouveau. Continuer à ajouter la farine et un œuf à la fois jusqu'à ce que la pâte devienne lisse. Verser la pâte dans un moule rectangulaire graissée. Cuire au four pendant 50 à 60 minutes.

<u>Apport nutritionnel par portion :</u>

Portions: 12 • Poids par portion: 85 g

Calories 333

La graisse totale 27.4g, le cholestérol 123mg

Sodium 204 mg, potassium 78 mg

Glucides totaux 17,7 g, sucres 1,0 g

Protéines 4,3 g

Vitamine A 18% • Vitamine C 12% • Calcium 2% • Fer 8%

30.   Smoothie à l'ananas et à la noix de coco

La noix de coco est riche en potassium, ce qui aide à dissoudre les calculs rénaux. Elle joue également un rôle clé dans l'alcalinisation de l'urine, empêchant ainsi la formation des calculs rénaux.

Ingrédients :

- 1 tasse d'eau de coco
- 1 tasse d'ananas découpé
- 3 tasses de noix de coco râpé
- 6 glaçons

Préparation :

Mixer tous les ingrédients ensemble et déguster !

Apport nutritionnel par portion :

Portions: 6 • Poids par portion: 108 g

Calories 247

Graisse totale 22,9 g, Cholestérol 0 mg

Sodium 14mg, potassium 278mg

Glucides totaux 11,9 g, sucres 6,5 g

Protéines 2,4 g

Vitamine A 0% Vitamine C 28% Calcium 1% Fer 35%

31.   Risotto à l'orge

L'orge empêche la formation de calculs rénaux. Elle nettoie le rein en évacuant les déchets toxiques hors du corps par l'urine. Elle est riche en fibres alimentaires, indispensable dans l'excrétion de calcium dans l'urine.

Ingrédients :

- 1 ½ tasse d'orge, trempé durant toute une nuit
- 1 càs d'ail
- 3 tasses de bouillon de poulet
- 2 càs d'oignon
- 2 càc d'huile d'olive
- 2 càs de parmesan râpé
- 1 demi-tasse de reste de poulet
- 1 demi-tasse de carotte découpé
- 1 demi-tasse de maïs

Préparation :

Faire revenir l'oignon dans l'huile d'olive, à feu moyen. Ajouter le poulet, les carottes, le maïs et verser le bouillon de poulet. Ajouter une feuille de laurier et laisser mijoter. Ajouter l'ail, puis l'orge. Baisser à feu doux et laisser mijoter pendant 45 à 50 minutes ou jusqu'à ce que l'orge soit complètement cuit. Garnir de parmesan et de persil, verser dans un plat et servir chaud.

Apport nutritionnel par portion :

Portions: 5 • Poids par portion: 236 g

Calories 236

Total de matières grasses 3,2 g, Cholestérol 4 mg

Sodium 484mg, potassium 342mg

Glucides totaux 46,0 g, sucres 2,1 g

Protéines 8.0g

Vitamine A 38% • Vitamine C 4% • Calcium 4% • Fer 14%

32.   Soupe crémeuse aux haricots rouges

Les haricots rouges sont riches en folate, en fibres, en cuivre et en molybdène. Les haricots rouges sont également une source de manganèse, de phosphore, de protéines, de vitamine B1, de fer et de potassium. Ils augmentent la quantité d'urine et aident dans le traitement de l'infection urinaire.

Ingrédients :

- 1 càs d'huile d'olive

- 2 càs d'ail écrasée

- 2 càs d'oignon

- 2 boîtes d'haricots rouges

- 1 càc d'ail en poudre

- ¼ càc de poivre noir moulu

- ½ tasse de poivron vert découpé

- 2 ½ tasses de bouillon de poulet

- 1 càs de coriandre

Préparation :

Préchauffer l'huile d'olive à feu moyen dans une grande casserole, et faire revenir l'ail et l'oignon. Incorporer les haricots rouges, l'ail en poudre, le poivron et le poivre.

Verser le bouillon de poulet. Réduire à feu doux et laisser mijoter pendant 1 ½ à 2 heures.

Apport nutritionnel par portion :

Portions: 8 • Poids par portion: 202 g

Calories 408

Total de matières grasses 3,2 g, cholestérol 0 mg

Sodium 253mg, potassium 1575mg

Total de glucides 71,3 g, sucres 3,1 g

Protéines 26,1 g

Vitamine A 4% • Vitamine C 22% • Calcium 10% • Fer 43%

33. Smoothie de busserole

La busserole, est également appelée « oursin », parce que les ours aiment manger les fruits de cette plante. Elle est utilisée pour traiter les calculs rénaux, ainsi que les autres conditions de la vessie. Contenant un composé naturel, l'arbutine, elle a un effet diurétique qui augmente l'envie d'uriner. Passant par les reins, elle nettoie les organismes nuisibles. Sa propriété astringente réduit l'irritation et encourage l'excrétion de déchets toxiques. Sa propriété anti-lithique empêche le rein de créer des cristaux.

Ingrédients :

- ½ càc de feuilles de busserole
- 1 banane
- 1 demi-tasse de miel
- 1 càc d'extrait de vanille
- 1 tasse de yaourt

Préparation :

Laisser mijoter les feuilles de busserole avec l'eau pendant 20 minutes. Laisser refroidir.

Verser dans un mixeur et ajouter les autres ingrédients. Mixer et servir.

Apport nutritionnel par portion :

Portions: 2 • Poids par portion: 182 g

Calories 140

Graisse totale 1.7g, Cholestérol 7mg

Sodium 86mg, potassium 498mg

Glucides totaux 22,1 g, sucres 15,8 g

Protéines 7,6 g

Vitamine A 2% • Vitamine C 10% • Calcium 23% • Fer 1%

34. Raisins rouges et verts

Les raisins sont riches en vitamines B6, K, C en thiamine et en resveratrol, ce qui leur offre des propriétés anti-âge, anti-cancer, antiviral et anti-inflammatoire. Ils contiennent également de l'anthocyanine, ce qui aide à réduire le risque de toute maladie cardiaque.

Ingrédients :

- ¾ tasse de raisins rouges et verts
- 1/3 tasse de vinaigre de vin blanc
- 1 càs d'origan frais
- 1 càc d'ail écrasé
- 1 tasse d'huile d'olive

Préparation :

Mélanger tous les ingrédients. Mettre au frais.

Verser comme vinaigrette sur des crustacés.

Apport nutritionnel par portion :

Portions: 3 • Poids par portion: 124 g

Calories 603

Total des Gras 67.4g, Cholestérol 0mg

Sodium 2mg, potassium 92mg

Glucides totaux 5,5 g, sucres 3,9 g

Protéines 0,4 g

Vitamine A 3% • Vitamine C 3% • Calcium 3% • Fer 5%

35.   Soupe froide aux prunes

Les prunes contiennent de fortes quantités de vitamine C et de phyto-nutriments, connus pour combattre le diabète, l'arthrite, les maladies cognitives et cardiaques. C'est un laxatif efficace en raison de son contenu en sorbitol, en isatine et en fibres.

Ingrédients :

- 10 prunes dénoyautées et coupées en 2
- 1 demi-tasse d'eau
- 1 demi-tasse de miel
- 1 boule de sorbet citron/basilic

Préparation :

Dans une casserole, faire cuire à feu doux les prunes dans l'eau, puis ajouter le miel. Retirer du feu. Tamiser les prunes, les faire refroidir et les servir au frais avec le sorbet au citron.

Apport nutritionnel par portion :

Portions: 3 • Poids par portion: 261 g

Calories 71

Graisse totale 0,4g, Cholestérol 0mg

Sodium 1mg, potassium 229mg

Glucides totaux 17,9 g, sucres 15,7 g

Protéines 1.0g

Vitamine A 11% • Vitamine C 22% • Calcium 0% • Fer 2%

36.   Pâte au pesto et au persil

Le persil est connu pour purifier les reins en raison de ses deux ingrédients puissants, le myristicine et l'apiol, qui se trouvent avoir des propriétés diurétiques.

Ingrédients :

- 1 tasse de feuilles de persil

- 2 càs d'ail haché finement

- ½ càc d'ail en poudre

- 1 tasse de parmesan râpé

- ¾ tasse d'huile d'olive

- 100g de pâtes

Préparation :

Cuire les pâtes (selon les instructions de l'emballage).

Dans un mixeur, mettre tous les autres ingrédients et mixer. Servir avec les pâtes et déguster !

Apport nutritionnel par portion :

Portions: 2 • Poids par portion: 170 g

Calories 818

Total des lipides 77,0 g, cholestérol 37 mg

Sodium m31g, potassium 297mg

Glucides totaux 32,6 g, sucres 0,5 g

Protéines 7,2 g

Vitamine A 51% • Vitamine C 71% • Calcium 6% • Fer 21%

37. Bananes plantain croustillantes

Les bananes plantain sont considérées comme l'un des meilleurs remèdes naturels contre les calculs rénaux. Les feuilles de la banane plantain aident à les dissoudre. La tige de la banane permet d'éliminer les calculs rénaux qui se sont formés dans les voies urinaires. C'est la raison pour laquelle la médecine traditionnelle l'utilise pour traiter l'urine sanglante et trouble, la prostite et les calculs rénaux.

Ingrédients :

- 3 tasses de bananes plantain, découpées
- 3 càs de farine
- ¼ tasse d'huile d'olive

Préparation :

Dans une poêle, à feu moyen, chauffer l'huile d'olive et faire frire les bananes trempées dans la farine. Laisser frire jusqu'à ce que les bananes deviennent dorées. Placer les morceaux sur une assiette couverte de papier serviette, avant de servir dans une assiette. Déguster chaud.

Apport nutritionnel par portion :

Portions: 2 • Poids par portion: 261 g

Calories 530

Graisse totale 26.1g, Cholestérol 0mg

Sodium 9mg, potassium 1120mg

Glucides totaux 79,7 g, sucres 33,3 g

Protéines 4.1g

Vitamine A 50% • Vitamine C 68% • Calcium 1% • Fer 10%

38. Sandwich au poulet et au romarin

Lorsqu'il est consommé régulièrement, le romarin augmente le débit d'urine, réduisant ainsi les chances de produire des calculs rénaux. Il agit principalement en inhibant les activités de l'urée, qui contribue à la formation de calculs rénaux.

Ingrédients :

- ½ tasse de reste de poulet
- 1 càs d'oignon haché
- 1 càs de yaourt faible en matières grasses
- 1 càs de mayonnaise
- ½ càc de romarin
- ½ càc de moutarde de Dijon
- 1/8 càc de sel
- 1/8 càc de poivre
- 2 tranches de pain complet

Préparation :

Mélanger tous les ingrédients dans un bol. Tartiner les tranches de pain de ce mélange. Fermer de sandwich et déguster !

Apport nutritionnel par portion :

Portions: 1 • Poids par portion: 170 g

Calories 321

Graisse totale 9.3g, Cholestérol 59mg

Sodium 744mg, potassium 334mg

Glucides totaux 29,3 g, sucres 5,6 g

Protéines 28,8 g

Vitamine A 2% • Vitamine C 2% • Calcium 11% • Fer 13%

39. Salade de pastèque et de feta

Consommer régulièrement de la pastèque permet de purifier les reins. Sa propriété diurétique augmente le volume d'urine résultant de la prévention des calculs rénaux. Ce fruit est également riche en potassium, ce qui aide à la dissolution des calculs rénaux, soulage la douleur associée au passage du calcul rénal et aide le corps à les éliminer.

Ingrédients :

- 2 tasses de pastèques découpées en cubes
- 3 tasses de salade verte
- ¾ tasse de roquette
- ¾ tasse de feta
- 3 càs de vinaigre balsamique
- ¼ tasse d'huile d'olive

Préparation :

Mettre tous les ingrédients dans un saladier. Mélanger, servir et déguster !

Apport nutritionnel par portion :

Portions: 3 • Poids par portion: 359 g

Calories 396

Graisse totale 25.2g, Cholestérol 33mg

Sodium 486mg, potassium 473mg

Glucides totaux 33,3 g, sucres 13,6 g

Protéines 11,3 g

Vitamine A 173% • Vitamine C 25% • Calcium 25% • Fer 12%

40. Banane sucrée et crémeuse

Les bananes sont très riches en magnésium et potassium, ce qui aide à prévenir la formation de calculs rénaux. Le magnésium se combine facilement avec les oxalates présents dans les aliments qui inhibent la croissance d'un certain type de calculs rénaux, les cristaux d'oxalates de calcium. D'autre part, le potassium équilibre l'acidité de l'urine, empêchant ainsi la formation de cristaux d'oxalates de calcium.

Ingrédients :

- 6 bananes plantain, coupées en longueur
- ¼ tasse de miel
- ¼ tasse de lait concentré sucré
- 1/8 càc de cannelle en poudre
- 1 tasse d'huile végétale

Préparation :

Dans une poêle chauffée à feu doux, faire revenir les bananes dans l'huile. Verser ensuite le miel sur les bananes. Une fois qu'elles deviennent marron, retirer du feu, servir dans une assiette et verser le lait concentré sucré sur les bananes. Saupoudrer de cannelle.

Apport nutritionnel par portion :

Portions: 5 • Poids par portion: 247 g

Calories 363

Total des graisses 2.1g, Cholestérol 5mg

Sodium 29mg, potassium 1138mg

Glucides totaux 90,8 g, sucres 54,5 g

Protéines 4,0 g

Vitamine A 49% • Vitamine C 67% • Calcium 5% • Fer 8%

41. Pizza végétarienne

Les asperges augmentent la production d'urine et sont utilisées dans la prévention des calculs rénaux dans les reins et la vessie. Elles contiennent de grandes quantités de vitamines C, E, B6, de fibres alimentaires et d'acide folique.

Ingrédients :

- 1 tasse d'asperges, découpées
- 1 demi-tasse de poivron
- 1 demi-tasse de moutarde de Dijon

Pour la pâte à pizza :

- 1 tasse de farine
- 1 càs de levure
- 2 càs de miel
- 2 càs d'huile d'olive
- 1 demi-tasse d'eau tiède

Pour les oignons caramélisés :

- 5 càs d'huile d'olive
- 900g d'oignons blanc, hachés finement
- 2 càs de miel

Préparation :

Caraméliser les oignons en faisant revenir les oignons dans l'huile d'olive. Laisser cuire pendant environ 20 minutes. Ajouter le miel et mélanger. Retirer du feu. Préchauffer le four à 230° C.

Pour faire la pâte à pizza, mélanger la moitié de la farine, la levure et le miel. Ajouter l'eau chaude et l'huile d'olive. Mélanger jusqu'à obtenir une pâte homogène. Pétrir la pâte sur une surface farinée, en ajoutant progressivement la farine, jusqu'à ce qu'elle ne colle plus sur les mains. Pétrir la pâte jusqu'à ce qu'elle devienne lisse et élastique. Graisser un bol. Placez la pâte dans le bol. Laisser reposer 25 minutes, dans un endroit chaud. Une fois que la pâte gonfle, placer la pâte sur une plaque à biscuits. Étendre la pâte.

Étaler la moutarde de Dijon. Ajouter les oignons caramélisés. Garnir de poivron et d'asperges. Cuire au four pendant 15 minutes et déguster.

Apport nutritionnel par portion :

Portions: 5 • Poids par portion: 368 g

Calories 396

Total Fat19.8 g, Cholestérol 18mg

Sodium 346mg, potassium 521mg

Total des glucides 51,0 g, sucre 17,7 g

Protéines 7,9 g

Vitamine A 15% • Vitamine C 49% • Calcium 8% • Fer 17%

42. Salade de fruits et yaourt au gingembre

Le gingembre a des propriétés anti-inflammatoires, anti-bactériennes, antiviraux et antiparasitaires. Il prévient les calculs rénaux en les dissolvants. C'est également un diurétique naturel qui aide à éliminer les calculs rénaux et autres déchets toxiques du corps.

Ingrédients :

- 1 tasse d'ananas découpé
- 3 oranges, épluchées et découpées en cubes
- 1 demi-tasse de canneberge
- 2 càs de miel
- ¼ càc de cannelle
- 450g de yaourt grec
- 2/3 tasse de gingembre cristallisé
- ¾ tasse de miel
- 1 demi-tasse de biscuit écrasé

Préparation :

Mélanger l'ananas, les oranges, les canneberges, le miel et la cannelle. Couvrir et mettre au frais pendant une heure. Mélanger le yaourt et le gingembre dans un bol. Saupoudrer de biscuits. Déguster!

Apport nutritionnel par portion :

Portions: 5 • Poids par portion: 276 g

Calories 214

Total des graisses 2.9g, Cholestérol 5mg

Sodium 106mg, potassium 421mg

Glucides totaux 37,4 g, sucres 26,4 g

Protéines 11,1 g

Vitamine A 6% • Vitamine C 130% • Calcium 15% • Fer 5%

43. Soupe crémeuse au poulet et au macaroni

Le céleri est un diurétique efficace qui aide à éliminer les toxines et les déchets déposés dans les reins et les voies urinaires. Il est également riche en vitamine C, qui agit comme un antioxydant.

Ingrédients :

- 1 tasse de reste de poulet, découpé
- 200g de macaroni cru
- 1 boîte de conserve de lait évaporé
- 1 demi-tasse de carotte
- 1 demi-tasse de céleri, découpé
- 5 tasses de bouillon de poulet
- 1 càs d'oignon
- 1 càs d'huile d'olive

Préparation :

Faire revenir l'oignon dans l'huile d'olive à feu moyen. Ajouter le poulet, le bouillon de poulet, le lait évaporé et les pâtes. Laisser mijoter à feu doux pendant 10 minutes. Ajouter les légumes et laisser cuire 2 minutes de plus. Retirer du feu et servir chaud.

Apport nutritionnel par portion :

Portions: 7 • Poids par portion: 291 g

Calories 256

Total des graisses 8.0g, Cholestérol 31mg

Sodium 627mg, potassium 454mg

Glucides totaux 28,4 g, sucres 7,1 g

Protéines 16,7 g

Vitamine A 29% • Vitamine C 3% • Calcium 16% • Fer 9%

LES AUTRES OUVRAGES DE CET AUTEUR

70 recettes de plat pour prévenir et éliminer le surpoids : Perdez vite du poids grâce à des régimes amaigrissants et une nutrition intelligente

Par

Joe Correa CSN

48 recettes pour lutter contre les problèmes d'acné : La cure qui permet d'éliminer les problèmes d'acné en moins de 10 jours !

Par

Joe Correa CSN

41 recettes pour prévenir la maladie d'Alzheimer : Diminuer ou éliminer vos symptômes d'Alzheimer en à peine 30 jours !

Par

Joe Correa CSN

70 recettes de plats efficaces contre le cancer du sein : Prévenir et lutter contre le cancer du sein avec une nutrition intelligente et des aliments puissants

Par

Joe Correa CSN

www.ingramcontent.com/pod-product-compliance
Lightning Source LLC
Chambersburg PA
CBHW051034030426
42336CB00015B/2869